EN UN PEQUEÑO MOMENTO

La historia de cómo generé
y curé mi propio cáncer

Humberto Martínez Cordero

Humberto Martínez Cordero

EN UN PEQUEÑO MOMENTO

La historia de cómo generé y curé mi propio cáncer

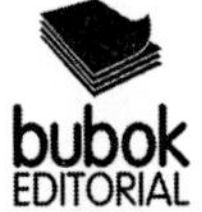

bubok
EDITORIAL

© Humberto Martínez Cordero
© El sosiego de volver a verte.
   La historia de cómo generé y curé mi propio cáncer

Abril 2024

ISBN papel: 978-84-685-8093-7
ISBN ePub: 978-84-685-8092-0

Depósito legal: M-9350-2024

Registro SafeCreative: 2404017537258

Editado por Bubok Publishing S.L.
equipo@bubok.com
Tel: 912904490
Paseo de las Delicias, 23
28045 Madrid

Reservados todos los derechos. Salvo excepción prevista por la ley, no se permite la reproducción total o parcial de esta obra, ni su incorporación a un sistema informático, ni su transmisión en cualquier forma o por cualquier medio (electrónico, mecánico, fotocopia, grabación u otros) sin autorización previa y por escrito de los titulares del copyright. La infracción de dichos derechos conlleva sanciones legales y puede constituir un delito contra la propiedad intelectual.

Diríjase a CEDRO (Centro Español de Derechos Reprográficos) si necesita fotocopiar o escanear algún fragmento de esta obra (www.conlicencia.com; 91 702 19 70 / 93 272 04 47).

Para Juan David, Eva, Mónica,
mi familia, mis amigos, colegas
y mis amables pacientes.

*En ninguna parte puede hallar el hombre
un retiro tan imperturbable y tranquilo
como en la intimidad de su alma.*
Marco Aurelio

Índice

Introducción

No era para mí infrecuente pensar que el primer libro completo que escribiría sería sobre el cáncer de la sangre, sin embargo, estaba muy lejos de considerar que sería sobre el mío propio y sus consecuencias. Este libro fue inspirado en la tormenta de verano que acaecería en una de las mejores etapas de mi vida y mi carrera profesional, momento en el que asumí con aceptación y convencimiento que mis días podrían llegar a su fin y que así se desvanecía, con el paso del tiempo, la posibilidad de contar lo vivido. Por lo ello, estas líneas fueron inicialmente escritas en uno de aquellos días en los que recibía quimioterapia, aunque al haber sobrevivido a la experiencia, he podido pulirlas cinco años después.

Hasta esos arrolladores días, el cáncer había sido mi pasión en términos académicos y profesionales, ahora era la enfermedad que respiraría en mi propio cuerpo. Comprendí que haberme formado en las mejores escuelas para tratar el cáncer no me indultaba de la posibilidad de sufrirlo, pues tenía la única condición que se necesita para padecerlo, estar vivo.

Entendí, con mi experiencia, que los efectos del cáncer no se quedan solamente en el cuerpo, sino que penetran profundamente en el alma y en la mente, e indefectiblemente transforman y no siempre a situaciones decorosas. Este mal no solo aparece en los pocos minutos de la consulta médica y aplicación del tratamiento, que es lo que a veces suponemos los médicos. Por el contrario, convive a cada minuto en el pensamiento y el corazón, es decir, está presente en el amanecer y el anochecer, en el desayuno y en la cena, en el día y en la noche, en el trabajo, en el descanso e inclusive cuando hacemos el amor con nuestra pareja.

Con la personalidad obsesiva que me caracterizó en su momento, me dispuse a investigar los secretos escondidos sobre la biología y el tratamiento del cáncer mucho más allá de lo que es necesario conocer en el ejercicio propio de mi profesión, ahora siendo mi propio paciente. En este camino de lecturas infinitas que acompañó mi terapia, llegué ineludiblemente a la conclusión de que, aunque los avances han sido enormes en materia del tratamiento del cáncer, en algunas ocasiones parecidos a la ciencia ficción, hoy en día conocemos mucho menos de lo que pensamos.

La biología en general, esto incluye la oncológica, nos aventaja en billones de años y en la manera en la que paralelamente evolucionan cientos de fenómenos moleculares oncogénicos que ni todos los científicos juntos podríamos comprender. Aun así, muchas veces pecamos por ignorancia sobre los factores de riesgo con suficiente evidencia oncogénica, que son verdaderas bombas de tiempo y que nos negamos a ver e ignoramos como si se nos hubiera dado algún tipo de inmunidad extraordinaria. También logré profundizar en las causas que hacen que se fracase en el objetivo de alcanzar la curación, la mejoría en la supervivencia y la calidad de vida, y pude elucidar una maravillosa manera de penetrar en el alma y el corazón de las personas que están viviendo los peores momentos de su vida. Bajo la luz de la mejor evidencia científica, ahondé sobre aspectos quizá igual de importantes que el tratamiento antitumoral, como la nutrición, la actividad física, el manejo del estrés, la espiritualidad, etcétera, lo que otrora constituiría el objeto principal de este libro; empero, en años ulteriores a alcanzar la remisión de mi enfermedad, pasando por una experiencia igual o más luctuosa aun, consideré cavilosamente que era mejor ahondar sobre algo que comprendí notablemente bien: el incuestionable hecho de que muchos seres humanos cargamos con un deleznable «cáncer mental», que es el verdadero tumor intangible que hay que derrotar, y que acabarlo podría optimizar de manera dramática la forma de viajar por esta efímera existencia y con ello alcanzar un verdadero estado de satisfacción vital sostenible.

Absolutamente todos los hechos relatados en este libro son reales.

Bogotá, enero de 2024

El control

Aquella noche, recostado en el sillón de la habitación principal, con Eva entre mis brazos, rememoraba con ansiedad y tristeza lo que había pasado unos meses atrás.

Ya la niña se había quedado dormida y yo me estaba quedando dormido también. Mientras caminaba en la habitación oscura para recostarla en su cuna, advertí la presencia de un par de sombras que furtivamente se desplazaban de un lado a otro en la pared más lejana de la habitación y me saludaban ondeando sus manos como lo hacían mis abuelos maternos, ya fallecidos, cuando llegaba con mi madre a su acogedora casa. Aunque me sobresalté un poco, mi mente decidió rápidamente que la forma de esas sombras humanas había sido generada por elementos compuestos a contraluz, ya que yo estaba solo.

Sin darle demasiada relevancia al asunto, dejé a Eva dormida en su pequeña cuna, y, al tiempo que retiraba mis manos de su pequeño cuerpo, la sensación de una daga atravesándome el pecho acompañaba la remembranza de la situación deshonrosa que yo había propiciado. Esos pensamientos me acompañaban a cada instante y de cuando en cuando se intensificaban denotando que jamás podría escapar de ellos. No paraba de culparme por haber hecho algo que era contrario a mis principios, a la ética y la moral, aunque el pecado era aún mayor por haberle ocultado a toda mi familia tan peligrosas decisiones que sin duda arriesgaron mi existencia. Sin embargo, pensaba todavía que no habría podido proceder de otra manera, pues era la única forma de entender y contender con este mal que había amenazado a algunas personas de mi familia desde hacía algún tiempo.

Tuve todas las herramientas dispuestas fácilmente para desarrollar y curar mi propio cáncer, una afrenta aún más peligrosa que practicar el salto base o perseguir tornados en las grandes llanuras norteamericanas.

Cuando tomé la decisión de iniciar el experimento, lo hice con la plena conciencia de que iba a transgredir los mandatos de la investigación científica.

Aunque el progreso de la medicina se basa en la experimentación, que la mayoría de las veces requiere estudios exploratorios o confirmatorios en seres humanos, está claramente establecido por la declaración de Helsinki que «es deber de los investigadores promover y velar por la salud, bienestar y derechos de los pacientes, incluidos los que participan en investigación médica». Eso me incluía a mí mismo.

«Los conocimientos y la conciencia del médico deben subordinarse al cumplimiento de ese deber», y por eso debía ocultar todo tipo de información que pusiera en riesgo mi integridad profesional. Tenía muy claro lo que quería, pero no pensaba arriesgar todo lo que había construido. Era muy importante no perder el control.

Era innegable que todo estaba dado para que el experimento fuera exitoso. Las cosas estarían bajo mi control, como siempre.

Después de mi formación básica primaria y secundaria, me gradué de médico y cirujano en el 2006 y luego obtuve el título de médico internista y hematólogo, orientándome mucho más a las enfermedades oncohematológicas que a las enfermedades benignas de la sangre. Muy tempranamente en mi carrera, me interesé en la investigación clínica de algunos cánceres, como los linfomas, las leucemias y el mieloma múltiple, mientras trabajaba en una de las instituciones más importantes sobre control y tratamiento del cáncer en el país, sitio en el que desarrollaría la mayor parte de mi experimento.

Uno de los primeros proyectos de investigación que efectué fue sobre el linfoma de Hodgkin, motivado quizás por la existencia de dos casos en mi familia hasta ese momento. La investigación fue sustrato para la tesis de grado de una de mis estudiantes de posgrado de Hematología, y en ese trabajo pudimos explicar la importancia del trasplante de células madre en el tratamiento de la primera recaída en este tipo de cáncer hematológico. Unos años después, lo publicamos en una distinguida revista nacional dedicada al tema.

Se cumplían, para el momento de ese proyecto, casi veinte años del primer suceso infausto de cáncer en mi familia.

No tenía yo más de dieciséis años para la época en que mi hermana mayor fue diagnosticada con linfoma de Hodgkin. Ella vivía en la capital y estaba terminando sus estudios en Derecho mientras mi madre, en la provincia, se hacía cargo de sus dos pequeños hijos. Siendo aún adolescente, fui su acompañante en las quimioterapias y radioterapias que se ofrecían en ese momento como el mejor estándar de cuidado. Al principio, y motivada por ese angustioso estado vergonzante que llega con el diagnóstico oncológico, ella no reveló detalle alguno sobre el tema, ni siquiera a su familia, guardándose para sí las aterradoras emociones de la imprevista situación ocurrida en su vida. En nuestras vidas.

La desconsoladora verdad es que sufrió mucho desde que un estudiante y no el especialista le diera, de forma cruel, el diagnóstico de cáncer en alguno de los consultorios de una de las otrora insignes instituciones universitarias del país, hasta la esencia inocultable de su condición, cuando perdió la totalidad de su cabellera y la robustez que la caracterizaba, producto de la enfermedad en sí y de su tratamiento.

Luego de cada infusión de los medicamentos que entraban a su cuerpo a matar el cáncer, me abrazaba, frágil y disminuida, detestando la bolsa con el líquido de color rojo que marcaba el inicio de cada contienda. Después de alguna de aquellas sesiones, me soltó imprevistamente para agarrarse de un par de barandillas en las afueras del parqueadero del hospital y expulsó desde sus entrañas los pocos alimentos que yo le había llevado unas horas antes.

Fue un año de tratamientos en el cual veía casi nada a sus hijos y disfrutaba muy poco de la vida, pero aun así seguía luchando por sacar adelante sus estudios y a su familia.

En aquel entonces, yo ya había tomado la decisión de estudiar Medicina y posiblemente dedicarme a tratar pacientes con cáncer en un futuro no muy lejano. Fue justamente mi hermana, Amanda, quien no permitió que mi sueño de ser uno de los mejores médicos del país, como ella decía, feneciera.

Sorprendentemente, la vida me llevaría a ocupar la jefatura del servicio de Hemato-oncología de esa misma institución unos años después y así pude intervenir en el diagnóstico y manejo del segundo incidente de cáncer en la familia, el cual se presentó en una de mis primas.

Así las circunstancias y aunado a esto el hecho de haber sufrido en mi infancia de una trombocitopenia inmune primaria, antes llamada púrpura, propiciaron el camino que me llevaría a escoger la sangre como objeto de mi profesión y mi vida sin saber lo que llegaría unos años después con la funesta experiencia vivida con mi madre.

El hijo, el médico y un solo dolor

Era un viernes, lo recuerdo bien. Recibí la angustiosa llamada de mi hermano contándome sobre el dolor abdominal que aquejaba a mi madre desde hacía algunos días, pero ahora ese dolor la había conducido al servicio de urgencias del hospital local, puesto que se había recrudecido. Le habían practicado varios exámenes, entre esos una endoscopia digestiva superior que encontró una úlcera de más de seis centímetros. Le pedí a mi hermano que me comunicara con el gastroenterólogo de manera inmediata. Mientras él hablaba, mis ojos se humedecían al escuchar los hallazgos de la endoscopia.

La región de donde proviene mi familia se caracteriza por tener una de las prevalencias más altas de cáncer gástrico en todo el mundo, por eso no dudamos nunca de que se trataba de cáncer.

Como lo he comentado antes, la vida me llevó a trabajar en uno de los centros más importantes de cáncer en del país. Así las circunstancias y tomando las riendas del asunto, le pedí a mi padre y a todos mis hermanos que facilitaran las cosas para que mi madre estuviera en la capital lo más pronto posible.

Una vez en Bogotá, le generamos una admisión con sospecha de linfoma gástrico para que pudiera entrar a nuestro servicio de Hemato-oncología y poder estar atento a todos los procesos que se requirieran para un diagnóstico certero y un tratamiento absolutamente dirigido, de requerirse; aunque sabía muy bien que la posibilidad de un adenocarcinoma gástrico superaba en probabilidad a un linfoma primario del estómago.

Repetimos todos los exámenes, incluyendo la endoscopia digestiva superior que confirmaría la existencia de la úlcera, y varias biopsias fueron tomadas. Solicité que mi madre se hospitalizara en la cama 7 del cuarto piso oriente, que es la que queda más cerca del sitio donde usualmente permanecemos los hematólogos.

Mientras esperábamos el resultado de histopatología y los estudios adicionales requeridos, ya personalmente había alertado a mis colegas de gastroenterología oncológica sobre la necesidad de una gastrectomía (retiro quirúrgico del estómago) y a mis colegas oncólogos clínicos de la necesidad de quimioterapia perioperatoria. En menos de tres días tuvimos los resultados.

Mientras escuchaba hablar a la hematopatóloga, una de las personas que más admiro en el diario vivir clínico y académico, mi semblante de desconsuelo al confirmarse que era cáncer fue seguido de una expresión que denotaba esperanza. Finalmente, sí se trataba de un linfoma gástrico primario del tipo difuso de células B grandes de origen centro-germinal; es decir, aquel diagnóstico que facilitó su hospitalización expedita era el diagnóstico final.

Aunque confieso que el médico en mí sabía que se trataba de cáncer, el hijo aún guardaba remotas esperanzas de que fuera una condición benigna. En medio de la tristeza que me generó la confirmación del diagnóstico de cáncer en mi madre, hubo una gota de alegría, pues ya no era necesaria la gastrectomía y la posibilidad de curación era quizás mayor con solamente quimio-inmunoterapia.

Todavía faltaba un pie de página y era la realización de unas pruebas genéticas del tumor que son importantes para determinar el grado de agresividad del linfoma y la menor posibilidad de respuesta al tratamiento. Esto era algo que podría modificar la terapia, pues podría necesitarse la intensificación farmacológica de esta. Para esas fechas, las pruebas de genética tumoral se tomaban en muy pocos centros en el país. Las habíamos realizado recientemente en el caso de un importante personaje de la estructura política nacional para la época, quien sufrió del mismo tipo histológico de linfoma que mi madre y en quien sugerimos, como grupo institucional, la intensificación del tratamiento dada la positividad de una de las tres alteraciones a estudiar, los re-arreglos de MYC, BCL2 y BCL6. Estas pruebas determinan si un linfoma es doble o triple golpe, como si no fuera ya un noqueo el solo hecho de recibir un diagnóstico de cáncer. En palabras castizas, tener alguna de esas alteraciones significa una menor probabilidad de supervivencia si se aplica la terapia estándar de un solo día y se hace entonces necesario aplicarla cinco días y en infusión continua. Esto hace posible incrementar las dosis si se toleran satisfactoriamente las dosis precedentes. Por fortuna, estas pruebas de genética fueron negativas en mi madre.

Reconozco que todo el proceso fue muy expedito con mi mamá y que no se corresponde con lo que normalmente sucede con otros pacientes. Los estudios locales muestran que pueden pasar meses e incluso años luego del inicio de los síntomas hasta el inicio del tratamiento oncológico específico. Tan solo siete días después de la llegada de mi madre al hospital tenía el diagnóstico en mis manos y debía comunicárselo.

Entré aquella mañana a su habitación y todo parecía tornarse en cámara lenta. Mientras yo caminaba, ella me saludaba dándome su bendición haciendo una cruz con la mano, como era costumbre desde mis primeros días de existencia. Una vez sentado, la tomé de su mano derecha e intenté comunicarle de la mejor manera una de las peores noticias que recibiría en su vida. Quise hacerlo como lo hacía con la mayoría de mis pacientes, de una manera muy tranquila, usando las técnicas de comunicación de malas noticias que aprendemos a las malas ya cuando ejercemos, porque la realidad es que muy poco de esto aprendemos en las escuelas de Medicina.

Me fue imposible seguir al pie de la letra las pautas que son obligatorias en este sentido, así como me fue imposible también contener el llanto, pues le estaba diciendo a quien me trajo al mundo y quien fue mi primer amor, que tenía cáncer.

Nunca podré olvidar el cúmulo de emociones tristes y desconsuelo que se atravesaron en ese momento y la situación se me terminó saliendo de las manos. Mientras retornaba lentamente a la calma, mis pensamientos iban dirigidos a mi presencia en su vida en ese momento. Ahí estaba yo, el hijo, pero también el especialista en la enfermedad que mi madre tenía. Y no iba a permitir que nada saliera mal.

El artículo 26 de la ley 23 de 1981 de ética médica dictamina que el médico no puede presentar sus servicios profesionales a personas de su familia o que de él dependan en caso de enfermedad grave, salvo en aquellas de urgencias o cuando en la localidad no existiere otro médico. Esto no me permitía ser directamente el médico tratante de mi madre, por eso agradezco enormemente la ayuda de mis colegas en este sentido.

En menos de una semana y luego de tener la estadificación completa de la enfermedad, las pruebas genéticas moleculares, los exámenes prequimioterapia y el catéter implantable, iniciamos tratamiento con Rituximab, ciclofosfamida, doxorrubicina, vincristina y prednisona (R-CHOP) siguiendo las pautas de un protocolo alemán que para el caso de mi madre ofrecía una probabilidad de cura superior al 70 %.

Me comprometí con mi madre a que este sería un proceso muy rápido y que, si seguíamos el tratamiento de manera perfecta, los seis meses que venían iban a solo ser un bache en el camino, poniéndole de manifiesto que no iba a dejar que este cáncer, en el cual yo era especialista, nos separara. La vida para ella debería seguir casi igual que hasta ahora luego de esos seis meses.

En la mitad del tratamiento, después de cuatro ciclos, mi madre sufrió un choque emocional. En sus ojos se veía que realmente no quería continuar más el tratamiento de quimio-inmunoterapia. Es bien conocido entre los que tratamos cáncer que el agotamiento vital puede ser un factor determinante en el éxito terapéutico en pacientes sometidos a terapia antitumoral.

Mi esposa, quien ha sido en los últimos años mi cómplice y mi amiga, organizó un viaje a Santa Marta, en la costa caribeña colombiana, al que llevaríamos a mi madre para tratar de sacarla de ese estado depresivo.

Decidimos darle una sorpresa ocultándole para dónde íbamos. Ideamos que era necesario para ella hacerse más de cincuenta exámenes para ver cómo iba la enfermedad a la mitad del tratamiento durante ese fin de semana.

Noté su desconcierto cuando le comuniqué que debía estar lista un viernes a las cinco de la mañana para ingresar al hospital. La sorpresa de mi madre fue grande cuando vio a mi esposa y a mi hijo acompañándonos a los presuntos exámenes, además de que tomábamos un taxi antes de usar nuestro carro particular. Cuando salimos de la casa hacia el sur, el taxi tomó la ruta contraria al hospital en la calle 26, en dirección del aeropuerto El Dorado. Me preguntó el motivo por el cual estábamos tomando la ruta contraria al hospital, a lo que respondí inicialmente que por la ruta convencional había un embotellamiento. Unos diez minutos después llegamos al aeropuerto y en cincuenta minutos más estábamos abordando un avión a Santa Marta. La cara de mi madre cambió de una absoluta desolación a una felicidad infinita, hasta el punto que sus ojos se humedecieron y me abrazó feliz, preguntándome hacia dónde íbamos.

—Nos vamos a la playa mamá, a Santa Marta —le dije.

Mi madre sufría de unos fuertes dolores en las rodillas que se habían hecho más frecuentes en los últimos meses, además de un estrés significativo que persistía en medio de su tratamiento por la necesidad de continuar, a distancia, al frente de los negocios de la familia.

Mi padre siempre fue un hombre brillante, un literato cuyas letras quedarán grabadas en la historia de mi región; además, un trabajador incansable que nos enseñó a mí y a todos mis hermanos a trabajar con honestidad y orgullo. No obstante, en algunas ocasiones, él era alto intransigente y en esta ocasión, además, algo ingenuo con respecto a la gravedad de la enfermedad de mi madre; y a pesar de que habían estado casados por más de cincuenta años y se amaban extraordinariamente, las contrariedades por aquellos días no faltaron.

Esa vez, en Santa Marta, estuvimos sin mi papá. Al llegar a la cabaña, mi madre tomó una siesta que se prolongaría por varias horas, desde el mediodía hasta la noche. Cuando despertó, tertuliamos sobre los momentos que como madre e hijo compartimos durante los treinta y seis años de vida que yo tenía para ese momento y que habían transcurrido de manera vertiginosa. Rememorábamos los tiempos en los que rápidamente la convencía de no poner contrariedades a mis caprichos de la infancia y la adolescencia. Las risas estrepitosas y prolongadas vinieron una vez se mencionó aquella vez en la que, en contra de las ordenanzas, de mi padre me compró una motocicleta Ninja en la cual sufrí varias caídas por andar a alta velocidad (nunca tuve lesiones graves, por fortuna).

Soy el menor de seis hermanos entre los que el Derecho reina como carrera profesional. No era infrecuente escuchar a mis hermanos hablar de asuntos jurídicos en los múltiples encuentros familiares. Yo fui el único desertor de aquella cohorte exitosa de abogados, y a pesar de que mi gusto por la medicina llegaría en los últimos años del colegio, ser médico se convirtió en una obsesión que fue acrecentada por los deseos de mi madre.

Recordábamos, como si fuera ayer, que en una víspera de Año Nuevo, mientras mis padres descansaban de los ajetreos propios del trabajo, yo sustituí la tradiciones usuales, como comer las doce uvas o salir con las maletas a la calle, por vestir una bata blanca y sostener un libro de medicina en mis manos, añorando ocupar las aulas universitarias durante el año nuevo. Ese mismo año ingresé a la universidad a iniciar los estudios de mi carrera anhelada con todo el apoyo económico de mis padres. Para esa época, nadie se imaginaba siquiera que yo iba a ser especialista en la enfermedad que mi madre sufriría varios años después y que sería yo el garante de que su tratamiento se realizara con la perfección excelsa que se requería.

Después de ese viaje, sus dolores de rodilla desaparecieron; mi madre recobró el ánimo y el agotamiento vital se había marchado. La segunda mitad de ciclos de quimioterapia inició con mejor energía que la primera y en la revaloración intermedia, es decir, la que se realiza en la mitad de tratamiento, mi madre había alcanzado un 100 % de respuesta, lo cual nos alegró la vida de manera sustancial.

No es un secreto que los sistemas de salud suelen ser algunas veces despiadados con los pacientes que padecer cáncer. Las cosas con mi madre habían transcurrido de manera no convencional gracias a la disposición que se tuvo desde todas las aristas para que las cosas salieran bien; sin embargo, no es lo que ocurre con la mayoría de los pacientes.

A pesar de que el sistema de salud colombiano es robusto, garantista y con uno de los gastos de bolsillo más bajos de la región, hay dificultades que necesitan ser solventadas, sobre todo en materia del control del cáncer.

Los cardiólogos dicen que, en el contexto del infarto agudo al corazón, «tiempo es miocardio». Yo digo, en el contexto oncológico, «tiempo es remisión», denotando que la palabra remisión la usamos quienes tratamos cáncer para hacer alusión al control de la enfermedad, que en muchas ocasiones es totalmente curable.

Estas dificultades las viví como médico hematólogo, como familiar y ulteriormente las tendría que vivir como paciente. Tengo la firme convicción de que se requiere en el país un modelo de atención de cáncer mejor planteado, que permita hacer un diagnóstico más precoz y certero, que facilite el envío expedito de los pacientes a clínicas especializadas, que se eliminen algunos trámites innecesarios, como las autorizaciones que llevan a retrasos deletéreos del tratamiento, con ese propósito preeminente que es alcanzar la remisión de la enfermedad. También es importante tener acceso real y fácil a los medicamentos para tratar el cáncer que hoy están disponibles en el mundo y cuya llegada a nuestras latitudes muchas veces se ve entorpecida por absurdos procesos burocráticos. Es una tarea en la que debemos trabajar no solamente como país, sino como región.

El amargo despertar

Con tres eventos de cáncer en casa, la parte genética parecía constituirse en un problema menor a la hora de desarrollar mi propio linfoma para después curarlo. Era la intención del experimento que había ideado. Había tomado una decisión difícil en la que las personas involucradas estaban al tanto y guardaban silencio sobre nuestro secreto científico, aunque no dejaba de pensar que estaba poniendo en riesgo mi integridad, la de mi familia y de todo aquello que estuviera involucrado en mi radar.

Yo era el líder del proceso y el sujeto del experimento al mismo tiempo. Mi equipo me apoyaba completamente, nada podía escaparse de mi control. Reflexionaba silenciosamente que la generación del cáncer en mi cuerpo era mi decisión y que, si hacíamos todo perfectamente, la curación era también de mi completa responsabilidad.

La primera de muchas reuniones del equipo investigador se desarrolló de manera externa al hospital, con el equipo de biología del cáncer, que era el más importante en la fase inicial del proyecto. En esa ocasión me solicitaron reflexionar por última vez si estaba seguro de lo que iba a hacer. Después de contestar que sí sin cavilar, firmamos todos los documentos necesarios para eximirlos de responsabilidades.

Trazamos un plan en donde los seguimientos deberían ser semanales, con la medición de marcadores básicos como la deshidrogenasa láctica, beta 2 microglobulina, ácido úrico, factor de crecimiento similar a la insulina 1 (IGF 1), cortisol sérico, entre otros. También era importante hacer estudios de secuenciación genética de siguiente generación (NGS) para establecer la aparición de ADN tumoral circulante con muestras enviadas al exterior. Desde el punto de vista de imágenes diagnósticas, el seguimiento sería con tomografía axial computarizada (TAC) hasta tener alguna imagen sospechosa, momento en el cual ordenaríamos una tomografía por emisión de positrones (PET). Todo estaba claro y vigilado.

La idea fundamental era comparar las similitudes en las características genéticas (*cancer hallmarks*) de los linfomas sufridos en la familia usando los bloques de parafina recuperados en cada episodio. Con esto se determinaría la manera de bloquear la oncogénesis de acuerdo con los hallazgos. Las posibilidades incluían el uso de terapia dirigida, edición del genoma con CRISPRCAS9, terapia génica basada en células o terapia celular inmunoefectora temprana.

El experimento contemplaba que la forma en que se empezarían a estimular la aparición células linfoides tumorales sería natural, sin la exposición directa a agentes conocidamente oncogénicos. Había una muy alta posibilidad de fracaso en conseguir que se generara el linfoma, por eso, estas situaciones generadoras naturales debían ser extremas.

Hay algunos tipos de cáncer que tienen un origen causal claro, como el virus del papiloma humano (VPH) en el cáncer de cérvix, para el cual existe una vacuna que mitiga el riesgo de desarrollarlo; el virus de Epstein Barr (VEB) en algunos tumores sólidos y hematológicos, el cigarrillo para el cáncer de pulmón, el asbesto para el mesotelioma, etcétera. Para el caso del linfoma de Hodgkin, que era el que habíamos escogido, no había unicausalidad, pero sí datos en la literatura que nos permitían apalancarnos en la teoría del queso suizo.

El modelo de causalidad del queso suizo es un modelo utilizado en el análisis y gestión de riesgos, incluidas áreas como la seguridad en aviación, en ingeniería, en la atención médica y en algunos modelos de oncogénesis. Aunque hay algunos factores de riesgo que permanecen controversiales, quisimos tenerlos en cuenta todos, potenciarlos y asociarlos a aquellos que ya teníamos como una realidad en mi caso.

Los antecedentes más importantes de base que teníamos asegurados eran el haber tenido una hermana con linfoma de Hodgkin antes de los treinta años, haber tenido trombocitopenia inmune primaria en la infancia como condición autoinmune, estar entre los veinte y los cuarenta años (edad en que más se genera este tipo de linfoma), ser hombre y tener un estatus socioeconómico favorable.

Los factores de riesgo adicionales que íbamos a considerar eran aquellos que no tenían una evidencia demasiado fuerte en materia de linfomagénesis pero que pensábamos eran comunes entre los pacientes que eran tratados por nosotros, los especialistas en cáncer. Creo con convicción que son factores de riesgo transversales a todos los tipos de cáncer y que muchas veces son imposibles de medir de manera experimental por la cantidad de factores de confusión y sesgos que podrían existir, pero desde mi experiencia personal los veía continuadamente en las entrevistas clínicas.

En materia de estrés emocional, acababa de salir del tratamiento de mi madre unos meses atrás y para ese entonces vivía lejos de mi trabajo. Con mi esposa, en su momento, quisimos tener una gran casa campestre en las afueras de la capital, aunque el precio a pagar eran los grandes atascos que debía enfrentar a diario al llegar o salir de la capital. En realidad, no disfrutaba mucho de la casa, puesto que salía muy temprano en la mañana y regresaba tarde en la noche.

Para ese tiempo, mi esposa trabajaba en una empresa grande de construcción en donde tenía reuniones en cualquier momento del día, inclusive por fuera del horario laboral normal. De regreso a nuestra casa, casi siempre debía recogerla a las cuatro de la tarde para retornar juntos a Cajicá. Tenía en mi mente un cronómetro que indicaba que, si no iniciábamos nuestro camino a esa hora, el embotellamiento iba a ser monumental, lo cual retrasaba nuestra llegada varias horas.

Portaba un exagerado deseo de tener la razón y el control de todo, lo cual aumentaba exageradamente la producción de cortisol, acrecentando la inmunosupresión y disminuyendo la inmunovigilancia. En pocas palabras, aumentaba la posibilidad de desarrollar el linfoma que buscábamos. Así, esto se constituyó en una situación propicia para nuestro cometido.

Un factor natural adicional del cual tomamos provecho era la dieta tan irregular y poco sana que llevaba debido a las largas jornadas de trabajo. Era frecuente para mí comer a deshora y con grandes cantidades de azúcar y grasas. Desde el pregrado en Medicina no fumaba, y no quería incrementar la posibilidad de enfermedades pulmonares que afectaran mi tratamiento ulterior y por eso lo evité.

Con respecto al alcohol, creo que me ayudaba a mitigar el exceso de estrés que tenía por las múltiples situaciones descritas. Los estudios existentes, lejos de mostrarlo como un factor de riesgo, lo planteaban como un factor protector y por eso preferí evitarlo. Además, el tiempo trabajando o manejando de regreso a casa consumía todo mi día y no me alcanzaban las horas para realizar actividad física regular.

El plan estaba materializado, tenía la plena certeza de que mi esposa, mi hijo pequeño y todo el resto de mi familia iban a sufrir, aunque pensaba que debía aprovechar que Juan David aún estaba pequeño y no entendía muy bien lo que iba a suceder, y seguramente, en algún punto, mi noble sacrificio iba a ser de beneficio para la humanidad.

Los resultados favorables iniciales no se hicieron esperar, pues con tan solo estas medidas, los niveles de cortisol se elevaron de forma significativa. El tener estos niveles marcaba la etapa inicial en la que los linfocitos encargados de vigilar y depurar las células tumorales se disminuían y así el objetivo estaba más cerca. También logramos incrementar los niveles de IGF 1.

Un día cualquiera, de esos que parecen normales en consulta, sentí una pequeña masa en mi cuello del lado derecho. Esperando que fuera lo que con mi equipo estábamos esperando, iniciamos el proceso de diagnóstico, simulando que todo era una sorpresa para nosotros.

Me inquietaba un poco saber la etapa en que estaba el posible linfoma, pues no había tenido realmente lo que llamamos síntomas B, que se refieren a la sudoración nocturna, la pérdida de peso y fiebre. Sospeché que si habíamos tenido éxito y que si finalmente era un linfoma de Hodgkin, estaría en una etapa muy temprana.

Los resultados de esta investigación, aunque contrarios al deber ser, a la ética y a los postulados de Helsinki, iban a ser por supuesto mucho más importantes que los estudios clínicos que ya habíamos adelantado anteriormente sobre linfoma de Hodgkin.

Mientras una de las personas que formaban parte de mi equipo me mostraba en el microscopio las células de Reed Stemberg características del linfoma de Hodgkin y el ambiente de éxito y felicidad se extendía en aquella sala, la voz susurrante de mi esposa diciendo mi nombre hacía que se desvaneciera el escenario iluminado del laboratorio y se transformara en el silencio de mi cuarto en la penumbra, conmigo ahí en el sillón, recostado y confundido, mientras mi esposa tomaba a Eva de mi regazo para llevarla a su cuna.

Toda esta historia había sucedido en apenas unos minutos, producto de un fantasioso sueño que mi mente subconsciente había creado. Ese sueño fue una realidad controlada, espectacular y ficticia que realmente no viví. Las sombras en la penumbra de mi cuarto simulando ser mis abuelos fueron alucinaciones hipnagógicas que marcaron el inicio de la fantasía.

Ese estado emocional era el efecto de la sensación de pérdida de control, de la incertidumbre del futuro y del miedo a la muerte, que continúan incluso luego de finalizar la terapia.

La forma en la que todo llegó a mí fue como una bofetada que no me permitió reaccionar a una de las peores experiencias que tendría en la vida, no estaba preparado para el fracaso. Con mi despertar esa noche se terminaba el corto sueño e iniciaba la extensa pesadilla.

El final de mi tratamiento, lejos de haberse constituido en un hito alentador, se convirtió en el inicio de algunos de los problemas que entendería y resolvería con el tiempo. Apareció la obsesión por curar a los pacientes tratados por mí, y eso representaba la necesidad de alcanzar la perfección en términos de diagnóstico y tratamiento en cada uno de ellos. En materia personal, no evitaba parar con los pensamientos parásitos sobre el cáncer volviendo a mi cuerpo. Se volvieron muy frecuentes las lecturas existencialistas de Jean Paul Sartre y de Albert Camus. Las preguntas que para mí tenían poco sentido en el pasado, fueron trascendentales en esos días: si la vida merece ser vivida y si el suicidio era una buena opción. Escuchaba frecuentemente la canción *In a Little While*, de U2, que según Bono es inspirada en «la naturaleza temporal del ser».

Joey Ramone, cofundador de la banda Ramones, había sido diagnosticado también con linfoma y fallecería por esa causa en el Hospital Presbiteriano de Nueva York el 15 de abril de 2001, un mes antes de cumplir cincuenta años. En alguna entrevista, Bono cuenta que Joey estaba escuchando esa canción, *In a Little While (En un pequeño momento)*, en el instante de su deceso. Quizás esa pulsión de muerte está explícitamente presente en quienes compartimos este tipo de experiencias.

La historia real

El cáncer hasta ese día había sido mi pasión en términos académicos y profesionales. Ahora era mi enfermedad.

Un día de esos de mucho trabajo, de juntas médicas, consulta clínica, prescripción de quimioterapia, etcétera, accidentalmente palpé un pequeño ganglio crecido en mi cuello, del lado derecho. No le puse mucha atención. Para mí era imposible que eso se tratara de cáncer, mi vida transcurría de tal manera que nada se salía de mi control: tenía como esposa al amor de toda mi vida desde la infancia, tenía un bello hijo con ella y estábamos buscando un segundo embarazo, para lo cual habíamos dejado de planificar unos meses atrás. Vivíamos en una casa campestre grande en las afueras de la ciudad, teníamos todas las comodidades necesarias, tenía un trabajo que amaba y en el cual había la posibilidad de que unos meses después me convirtiera en el jefe de la Unidad de Hemato-oncología. Con el pasar de los días, la pequeña masa siguió creciendo, razón por la cual decidí comentarlo con mis colegas, quienes me recomendaron realizar una biopsia. Aún yo seguía con la negación y por eso no la realicé.

Para esos días tenía que salir de vacaciones y había preparado un viaje a México con mucha antelación. A pesar de la presencia de la masa en mi cuello, decidí viajar con mi familia a México. Mi madre y la madre de mi esposa fueron nuestras acompañantes en aquella ocasión. El viaje que le estaba dando a mi madre lo veía como un premio a su tenacidad por haber terminado su tratamiento y haber alcanzado la respuesta metabólica completa, con una alta probabilidad de curación.

El viaje transcurrió dentro de la normalidad; sin embargo, durante los últimos tres días de vacaciones empecé a sentir dificultad para respirar y dolor en el lado derecho del pecho. Una tarde de aquellas, en la bella playa del Carmen, en México, me vi en la necesidad de interrumpir la caminata que veníamos teniendo y regresar al hotel a descansar. Allí, ineludiblemente tuve mucho tiempo para pensar, negándome a la posibilidad de que un cáncer estuviera atacando mi cuerpo si yo era especialista en tratarlos.

La falta de fuerza fue notoria en un momento en el que mi hijo se me escapó de las manos al querer acostarlo en su cama. Mi esposa gritó muy fuerte en ese momento al pensar que podía haberse golpeado. Al siguiente día de aquel suceso, noté que la masa en el lado derecho de mi cuello había crecido a casi el doble del tamaño inicial. Ahora estaba casi seguro de que el comportamiento clínico era de un linfoma, había ya visto y tratado cientos de pacientes con la enfermedad. Ya no pensaba en si era o no era cáncer, pensaba únicamente en cuál era el tipo de linfoma u otro tumor que tenía. Ese día llamé a mis colegas en Bogotá para gestionar de inmediato la realización de una biopsia y estudios adicionales. Llegué a Bogotá un jueves en la noche y a primera hora, en la mañana del viernes, estaba hospitalizado en una clínica del norte de Bogotá. El niño temeroso que había en mí guardaba la esperanza de que no se trataba de un cáncer, pero el hematólogo sabía que la probabilidad de un linfoma era muy alta. Se tomaron todos los exámenes necesarios aquel día, inclusive la biopsia de la masa.

Los estudios de imágenes mostraron dos lesiones, una en el cuello del lado derecho y otra en el mediastino, que es la estructura anatómica que queda entre los pulmones y el corazón. No eran muy grandes, pero sin duda alguna se trataba de cáncer.

Ese día tuve a mi madre y a mi esposa llorando desconsoladamente después de escuchar las palabras de mi colega diciendo que se esperaría el resultado de la biopsia para iniciar tratamiento antitumoral.

Unos años antes, cuando terminé la especialidad en Hematología, les hice regalos a algunos de los docentes que habían sido determinantes en mi formación académica. Uno de ellos era la persona que en ese momento estaba al frente de mi diagnóstico. El título del libro que le regalé era *El arte de dar malas noticias*. Ahora tenía que usar esas estrategias conmigo y con mi familia.

La noticia de tener cáncer es como un tiro en el pecho que te deja medio vivo o medio muerto. Todo lo que había construido en mi vida parecía esfumarse en un pequeño momento. La vida es así, todo parece estar bien, pero la enfermedad, los accidentes, la muerte o el cáncer parecen llegar en un instante y te cambian todo el libreto programado.

Con cualquiera de las quimioterapias que vinieran se esfumaba la posibilidad de seguir siendo la familia perfecta. Ya no podría ser el mismo esposo y padre; además, se esfumaba la posibilidad de tener la hija o el hijo que estábamos buscando desde hacía unos meses. Ya no podía seguir laborando en mi trabajo soñado y se perdía la oportunidad de tomar la jefatura del servicio.

Dado que el diagnóstico iba a ser un poco demorado, solicité salida para dejar las cosas organizadas desde el punto de vista financiero y tener a mi familia segura en caso de que yo muriera en algún momento del proceso.

En esos días, puse a nombre de mi esposa y de mi hijo las propiedades y vehículos que habíamos adquirido hasta la fecha y organizamos todas las situaciones que tuvieran que ver con bancos, deudas, etcétera.

Me preocupaba que tuviera otro tipo de cáncer diferente al que yo había contemplado, más agresivo o quizá incurable.

En una de esas visitas a los bancos, recibí la llamada de la hematopatóloga, quien era una muy buena amiga mía. Mis manos temblaban tanto que no hubiera podido tener un vaso de agua sin derramarlo. Contesté y, después de un saludo cariñoso, me confirmó el diagnóstico. Finalmente, se trataba de un linfoma de Hodgkin clásico, variante esclerosis nodular, lo cual generó en mí una sensación de infinita tranquilidad al saber que tenía una oportunidad grande de curación. Rememorando los estudios de imágenes que se me habían practicado a la fecha, se trataba de una enfermedad en etapa temprana y de riesgo favorable, lo que incrementaba la posibilidad de que el linfoma se fuera para siempre.

El linfoma de Hodgkin es un tipo de cáncer agresivo que se origina en los ganglios linfáticos. Lo describió en 1832 el doctor Thomas Hodgkin, contemporáneo de Thomas Addison y de Richard Bright. Fueron llamados el trío de oro de la era victoriana en el Guy´s Hospital en Londres.

Este tipo de linfoma en el pasado era una enfermedad mortal, sin embargo, gracias al descubrimiento del tratamiento con poliquimioterapia del doctor De Vita del Instituto Nacional de Cáncer de los Estados Unidos en los años 60, la mortalidad que se presentaba en el 100 % de los pacientes pasó a ser de menos del 30 % y se conoce hoy con claridad que es uno de los tipos de cáncer con mayor posibilidad de curación en el mundo. Yo mismo había tratado ya a varios pacientes que habían alcanzado la cura.

Varios de ellos se volvieron muy cercanos a mí.

Cuando me enteré del diagnóstico, tomé la decisión de dar la noticia a mis familiares y colegas, pero sobre todo de informar a mi equipo de trabajo que tuvieran en cuenta que no iba a ir a laborar de manera convencional. Teniendo en cuenta que la posibilidad de curarme era bastante alta, decidí continuar con el proceso de criopreservación de esperma con el objetivo de tener a la hermana o al hermano de Juan David, mi primer hijo.

Habíamos diferido unos días el inicio de la quimioterapia. Sin embargo, la dificultad respiratoria y el dolor de pecho empezaron a recrudecer de forma abrupta, lo que obligó a que tuviera que iniciarla de manera anticipada. Tuve que acudir de manera urgente al hospital para el ingreso inmediato a las salas de hospitalización. Se realizaron los estudios de ingreso, me implantaron el catéter e inicié el tratamiento con doxorrubicina, bleomicina, vinblastina y dacarbazina (ABVD), que es el estándar de cuidado; el mismo tratamiento que mi hermana y mi prima habían recibido en años anteriores. Fue bastante agobiante pensar que el día que recibí la quimioterapia era el día que debía regresar a trabajar. La bata blanca de médico fue remplazada por la azul de paciente y el sueño de tener otro hijo se esfumaba al no haber alcanzado la criopreservación de esperma que habíamos programado.

Como dice Borges en el informe Brodie, «el temblor de los estribos y de las armas es una de las cosas que siempre se oyen al entrar en acción la caballería». La batalla había empezado, la bomba de infusión repiqueteaba haciendo que los medicamentos de quimioterapia entraran a mi cuerpo a través del catéter en el extremo superior derecho de mi pecho, directamente al corazón. Meditaba sobre la gran cantidad de veces que había formulado el mismo esquema de tratamiento que ahora iba a salvar mi propia vida.

A partir de ese día, cada uno se volvió esclavo del otro. Yo pensaba en el cáncer a cada instante y él necesitaba de mí para seguir viviendo. Atrás quedaron las corbatas que caracterizaban mi vestimenta diaria, el delantal blanco y el fonendoscopio colgado en mi cuello. Me sentía en una cárcel que no me permitía hacer lo que más me gustaba, el ejercicio clínico y académico diario. ¿Qué peor cárcel que no poder hacer lo que uno quiere?

A pesar de saber de la alta curabilidad, no dejé de sentir que mis días pudieran acabarse en cualquier momento. Veía ahora a la muerte como una opción y venía a mi mente de manera recurrente la imagen de la entrada a un templo enorme y claro, cuyos inquilinos habían estado esperando por mí toda la vida.

Al siguiente día de la primera quimioterapia, mi mejoría fue notoria. Creo que hubo una disminución significativa de la carga del tumor que hizo que se me quitara la dificultad respiratoria y el dolor del pecho. Las sábanas estaban empapadas, como si en el sudor se hubiera ido parte del linfoma. El semblante de mi esposa, quien me había acompañado aquella noche durante toda la quimioterapia, reflejaba que sentía tranquilidad porque se había iniciado el tratamiento.

Las enfermeras me consintieron ese día con el primer café de la mañana, como muchas veces lo hacían cuando llegaba a pasar la revista. Los colegas encargados adelantaron los trámites de mi egreso y mi esposa, con esa sonrisa maravillosa de medio lado que la caracteriza, se animó y condujo a casa por un par de horas.

El golpe emocional había sido demasiado fuerte para todos y no nos permitía ver las cosas con claridad. Mi esposa expresó que le parecía que nos estábamos complicando la vida inclusive antes de la aparición del linfoma. Le expresé que pensaba lo mismo, pero que ahora la naturaleza era la que lo estaba haciendo, y que, aunque las cosas estuvieran bien o mal hasta cierto punto, ninguna situación estaba exenta de cambiar de un momento a otro y que era imposible estar preparados para todo.

Estaba acostumbrado a controlar cada situación por minúscula que fuera y de concebirme como un hombre autosuficiente y exitoso, pero por aquellos días empecé a sentir la necesidad de estar protegido, como si fuera un niño perdido en un parque. Al mismo tiempo, pensaba que no podía faltarle a mi esposa y a mi hijo y que, aunque las cosas no marcharan como yo esperaba, tenía que sacar la fuerza suficiente para curarme y estar con ellos por muchos años más.

En los días que siguieron a la primera aplicación de quimioterapia, me culpaba por la posibilidad de que algunas de las cosas que había hecho en el pasado me hubieran predispuesto a desarrollar cáncer más allá de los factores de riesgo que claramente cargaba conmigo y que ya he comentado. Me acordaba del enorme estrés que me acompañaba siempre, de la ansiedad que me generó el querer curar a mi madre, a toda costa, del linfoma que recientemente había tenido; del tráfico de la casa al trabajo sin poder disfrutar la maravillosa casa que habíamos comprado, de las discusiones con mi esposa en donde siempre primaba la necesidad de tener la razón sobre la cordialidad y el amor. También recordaba lo mal que me alimentaba en el trabajo, la ingesta de alimentos poco sanos y del no tener tiempo para la actividad física. Trabajaba desde la oscuridad de la madrugada hasta la oscuridad de la noche sin disfrutar del amor y la maravillosa compañía de mi hijo. Siempre había preferido el desmedido trabajo a la familia, ese trabajo que nos da satisfacción, nos permite vivir con comodidad y que a los médicos nos da prestigio, pero que mata larvadamente en nuestra vida personal, muchas veces sin que nos demos cuenta.

En esos momentos de autoacusaciones pensaba sobre la frase «Las palabras tienen poder» y hoy estoy plenamente convencido de que es totalmente cierto. Creo que hay que ser muy preciso con lo que queremos y expresamos, así sea en broma, porque es verdad que pueden hacerse realidad.

Yo me había acostumbrado a lograr una buena cantidad de las cosas que me proponía de manera genuina y eso me llevó a recordar que unos meses atrás había escrito en una servilleta, en algún desayuno de trabajo, que me gustaría sentir qué pasa en los pacientes que reciben quimioterapia, qué experimentan al tener esos medicamentos tóxicos en su cuerpo. Estaba seguro de que a pesar de haber estudiado hasta el cansancio días y noches enteras, jamás iba a saber con certeza lo que se siente tener en el cuerpo la quimioterapia. De alguna manera buscaba la perfección en el conocimiento, inclusive experimentando lo que sentían los pacientes; lo que habían sentido mi hermana, mi prima y mi madre.

No estoy seguro de que mi experiencia me haya vuelto mejor hematólogo, pero lo que sí es realidad es que experimenté en carne propia lo que se siente recibir los medicamentos que formulaba todos los días, experimenté lo que es estar cerca del final de la existencia.

Después de ese bienestar transitorio de apenas dos días posteriores a la quimioterapia, llegaron los terribles días para mí. En el tercer día de la quimioterapia, ya en horas de la tarde, comencé a sentir un dolor insoportable en la mandíbula y en la boca, además de una debilidad extrema que no me permitía pararme de la silla reclinable en la que estaba. Tengo unos vagos recuerdos de despertares cortos sintiendo que me iba del mundo, pensé realmente que estaba muriendo. La siguiente semana transcurrió de la misma manera, incrementándose el malestar por la aparición de las incontrolables náuseas, las pocas ganas de comer y la intolerancia a los olores fuertes que provenían de la cocina y de los productos de aseo general. Se introducía en mi mente el sentimiento de querer arrancarme la cabeza y las extremidades de mi cuerpo. Luego de esa semana, la energía solo alcanzaba para leer uno que otro libro existencialista de Sartre y Camus o algún texto que se relacionara con cáncer. La lista fue creciendo con el tiempo.

Milagro de abril

Desde que regresamos de México, mi esposa tenía la sensación de que uno de sus senos estaba más grande y sentía algunos síntomas como cansancio y malestar. Inicialmente lo asociamos a la caída que tuvimos de una moto acuática en esos días de vacaciones, sin embargo, en mi mente se posó la frase «las desgracias nunca llegan solas». Inmediatamente solicitamos la cita para que fuese examinada y se solicitaran los estudios pertinentes. Yo ya había tenido la segunda aplicación del primer ciclo de quimioterapia. Entre los estudios que se había considerado realizar estaba una prueba de embarazo, pues sus senos estaban turgentes y sensibles, como pasó por aquellos días en los que nos enteramos de la llegada de Juan David.

Yo estaba en la sala mirando hacia el cielo nublado, invadido de la debilidad en cada rincón de mi existencia, cuando escuché el grito de mi esposa llamándome desesperadamente desde el segundo piso de la casa. Me levanté de la silla como cuando un boxeador se levanta de la lona después de diez rondas de pelea. Caminé hasta las escaleras tambaleando, tomé las barandillas a dos manos y subí lo más rápido que pude. En la mitad del pasillo estaba parada mi esposa con la prueba de embarazo en las manos y llena de lágrimas en sus ojos y mejillas.

—¿Y ahora qué vamos a hacer? —me preguntó mostrándome la prueba con resultado positivo.

La debilidad que tenía se fue mágicamente de manera intempestiva para darle paso a un grito de emoción con llanto que mi esposa no entendía. Ella, llorando de angustia y desconcertada, no comprendía mi exagerada felicidad ante el hecho de un nuevo hijo en camino, quizá pensando en la situación que estábamos atravesando; es decir, no sabíamos si me iba a curar o no.

Pude comprender en ese momento que ni ella ni yo estábamos realmente seguros de que las cosas estuvieran dadas para un segundo hijo después del diagnóstico de cáncer. Quizás la criopreservación era una buena idea para tener la posibilidad de tener otro hijo unos años más tarde, luego de alcanzar la potencial curación, no en el preciso momento en el que todo era tan incierto, pues yo podría haber muerto con el cáncer.

Nos sentamos en la cama, le expliqué claramente que tenía una muy alta posibilidad de alcanzar la curación, como yo mismo ya lo había logrado con muchos de mis pacientes, algunos de los cuales habían tenido hijos después de tan funesta experiencia y que estaban vivos y disfrutando de su paternidad y maternidad.

Fueron momentos difíciles, pero finalmente mi esposa entendió que ese pequeño montón de células creciendo en ella se constituía para mí en un motor de avión para seguir viviendo.

Una vez entendidos estos asuntos, nos abrazamos y lloramos durante horas, ya no de angustia sino de felicidad. Unas semanas después nos confirmaron que se trataba de una niña, a quien pondríamos por nombre Eva. Yo sentía que mi pequeña niña ya existía en mí inclusive desde antes de que yo naciera, porque su amor y el mío son independientes del tiempo, aunque la iba a tener por primera vez a mis brazos unos meses despúes. Parafraseando a Alberto Plaza, Eva le dio cura a ese amor que no sabe morir, me tocó con sus alas y fue mi milagro de abril.

Incertidumbre

Con la buena nueva de que iba a ser padre nuevamente inició una etapa de nuevas lecturas, otros libros y documentos que buscaban afinar todo lo concerniente a mi tratamiento. Los días transcurrieron entre exámenes, quimioterapia y efectos secundarios de la misma, pero ahora dirigidos a incrementar el conocimiento de otros aspectos relevantes en el tratamiento del cáncer que pudieran ser de mi beneficio.

En el contexto académico oncológico, lo más frecuente es buscar en las bases de datos como Pubmed, Medline y Embase los tratamientos que ofrecen los mejores desenlaces en términos de respuesta al tratamiento y sobrevida, tanto libre de progresión (tiempo de vida sin actividad del cáncer) y global (tiempo de vida total). Algunas veces se usan subrogados de estos desenlaces fuertes como la enfermedad residual medible (EMR), que significa la detección o no de pequeñas cantidades de tumor en sangre, médula ósea o en imágenes de medicina nuclear.

La realidad es que muy pocas veces se encuentran documentos con desenlaces centrados en los pacientes (*patient reported outcomes*, PRO en inglés) o de variables que también pudieran asociarse al éxito del tratamiento como la nutrición, la actividad física, la espiritualidad, el manejo del estrés, etcétera. Lo que conocía hasta ese momento es que los estudios que existían en esta materia específica no eran robustos desde el punto de vista epidemiológico y por eso no era frecuente que se tomaran en cuenta de manera explícita en el ejercicio clínico rutinario.

La mayoría de las veces, los que trabajamos con medicina alopática no damos crédito a la información que no tenga suficiente evidencia científica, sin embargo, como paciente ansiaba profundizar en todo aquello que en el pasado desestimaba y que ahora era de importancia capital en mi caso personal. Cada día me preguntaba si existía algo más que yo podía hacer por mi salud más allá de recibir quimioterapia citotóxica. En palabras castizas, mi objetivo primordial era curarme, no tener daño en mis órganos y no desarrollar nuevos cánceres con el tiempo. Quería estar con Juan David y Eva la mayor cantidad de tiempo posible, ese era mi mayor objetivo. Lo que no entendemos los médicos muchas veces es que el paciente tiene cáncer todos los días, no solo en los controles médicos y en los días de quimioterapia.

Quise encontrar alternativas que tuvieran suficiente evidencia y que complementaran el tratamiento estándar, y que pudiera inicialmente aplicar en mí y luego en mis pacientes. Después de largas lecturas en este sentido, empecé a adoptar paulatinamente las cosas que tenían la mejor evidencia y que creía inservibles en el pasado, pero también confirmé de manera fehaciente la falta de evidencia de otros tratamientos que ya sabía que eran fútiles y que eran ampliamente recomendados por personas inescrupulosas con el afán solamente de ganar dinero a costa de la ingenuidad de la gente. En la medicina no hay certezas; es una disciplina o ciencia, como la quieran ver, de medios y no de resultados. Yo me estaba asegurando de que los medios estuvieran realizados de manera correcta, tal cual lo hice con mi madre en su momento.

Un par de meses después de haber iniciado el tratamiento, llegó uno de los momentos cruciales: la revaloración intermedia o interina. Se trata de evaluar la actividad del tratamiento antilinfoma después de culminar dos ciclos de tratamiento. Para decirlo en palabras castizas, la idea es que el linfoma haya reducido su tamaño y su actividad metabólica en la tomografía por emisión de positrones (PET), lo que se asocia con un mejor pronóstico a largo plazo, es decir, una mayor probabilidad de curación.

En aquella ocasión, asistí al hospital con los padres de mi esposa, dado que ella tenía una gran cantidad de reuniones inaplazables en su trabajo y mis padres no estaban en la ciudad por motivos laborales también.

La tomografía por emisión de positrones (PET) es un examen que exige una dieta estricta desde el día anterior, toma una gran cantidad de tiempo y el día que se realiza no debe haber ningún tipo de estímulo importante, incluso deben evitarse los estímulos visuales. Estuve varias horas en un cuarto con luces tenues mientras tomaba una buena cantidad de líquido y los encargados se disponían a poner el contraste radioactivo por mis venas. Pasé a la máquina e intenté quedarme muy quieto para que las imágenes salieran desde el inicio con buena calidad. Después de unos minutos, el examen había finalizado y yo salí a la sala a encontrarme con mis suegros, Germán y Nelly, con una enorme ansiedad por conocer los resultados.

La operaria ondeaba su mano desde lo lejos solicitándome que me acercara nuevamente a la sala, había que tomar unas nuevas imágenes. Ese momento fue definitivamente azaroso para mí, ya que pensaba en mis adentros que había algo que necesitaban detallar y eso significaba que podía haber enfermedad activa.

Entré nuevamente a la sala donde se encontraba la máquina y después de unos minutos fui instado a salir y a esperar un momento más para definir si las imágenes eran óptimas para lectura. La espera fue eterna. Fui llamado nuevamente a la ventanilla y cuando me faltaban unos pasos para llegar a la ventanilla, la funcionaria me dijo que en un par de semanas estarían listos los resultados. La ansiedad se acrecentó de manera extraordinaria. En ese momento, fue imposible no tomar provecho de mi posición en el hospital. La interacción de nosotros, los hematólogos, con los médicos nucleares, era habitual; además, una de mis buenas amigas, que en el pasado había sido mi docente en mi primera especialidad de medicina interna, era jefe del Servicio de Medicina Nuclear. Le solicité a la señorita, de una manera muy tranquila, sin que se me reflejara en el rostro mi ansiedad, que me dejara hablar con el médico nuclear encargado en ese momento. Ella accedió a llamar a la oficina donde se encontraban mis colegas para decirles que yo deseaba hablar con ellos. Un par de minutos después, se me permitió pasar y pude hablar con la colega.

Yo estaba sentado frente a ella, nos separaba la pantalla del computador en el que ella estaba viendo las imágenes que me acababan de tomar, comparándolas con las imágenes iniciales. Nuevamente, los minutos parecieron horas hasta que me invitó a pasar a su lado para analizar las tomas. Me dijo:

—¡Estás en respuesta metabólica completa!

Eso significaba que el tumor había respondido al tratamiento y que, dados los datos existentes en la literatura, la posibilidad de curación se acercaba mucho al 100 %. Lo único que pude hacer en ese momento, con los ojos humedecidos, fue preguntarle si la podía abrazar, y lo hice. Unos minutos después, al salir de aquella oficina, llamé a mi esposa, le conté lo sucedido, llamé a mi hijo e igualmente les conté a mis suegros y a toda mi familia cercana. Ese día nos fuimos a celebrar con una increíble cena. El ambiente, a pesar de los cambios que mi cuerpo había tenido a la fecha, fue de felicidad.

Conseguí volver a trabajar unos días después, aunque mi esposa estaba dubitativa con el tema, así como el resto de mi familia. La sola idea de volver a ver a mis pacientes me alegraba el alma. La idea era ver pacientes solamente en la consulta externa, donde la posibilidad de infecciones era bastante baja. Inicié evaluando solamente a seis pacientes. Todos se alegraron de verme de vuelta, al punto de que una de mis pacientes, quien había estado bajo mi cuidado desde hacía unos tres años, me hizo un maravilloso regalo que aún se encuentra en mi hogar. Es un lindo dibujo a lápiz de mi hijo Juan David, cuya belleza excede la posibilidad de comentarse con palabras.

Todo transcurrió de manera más o menos estable durante el siguiente mes de tratamiento y yo acudía con júbilo al trabajo en medio de las aplicaciones de quimioterapia, cuando los síntomas se mitigaban.

Infortunadamente, al iniciar el último ciclo tuve una baja de defensas espantosa sin que se hubiera presentado fiebre; además de eso, desarrollé un íleo con un estreñimiento que duraría más de una semana. Se me indicó que debía retrasar la quimioterapia y que debía utilizar factor estimulante de colonias para estimular la producción de defensas. A las dos situaciones me negué de manera categórica. A la primera, porque no quería afectar la densidad de dosis (cumplimiento exacto de los días de quimioterapia), que en el linfoma de Hodgkin es determinante para alcanzar la curación; y la segunda, porque tuve miedo de desarrollar toxicidad pulmonar con la combinación de uno de los medicamentos del ABVD y los factores estimulantes de colonias. Finalmente conciliamos retrasarla tan solo un par de días, de un viernes a un lunes, mientras me recuperaba un poco de aquellas reacciones adversas y se me aplicó una sola dosis de aquel factor. Con esto, la afectación del tratamiento fue mínima.

Siempre agradeceré con el alma la manera en la que mis colegas abordaron mi caso y tuvieron en cuenta mis percepciones; los médicos algunas veces somos malos pacientes.

Por esos días, tenía que dar algunas conferencias en diferentes hospitales, lo cual claramente no pude hacer, pues la virtualidad antes de la pandemia SARS COV2 COVID 19 no era suficientemente acogida. Un buen amigo y colega hematólogo presentó algunas de ellas en mi nombre.

Después de superar tantos momentos difíciles, muchos de los cuales se escapan de mi mente ya en estos momentos, finalicé mi tratamiento con quimioterapia e inicié la fase final de radioterapia al mismo tiempo que regresaba de lleno a mi trabajo.

En diciembre, recibí la última quimioterapia; era el Día del Médico. Inicié mi jornada como paciente de hematología, recibiendo la quimioterapia en cuatro horas, y la finalicé como médico hematólogo haciendo consulta y pasando revista, lo cual fue absolutamente necesario, pues la mayoría de mis colegas debían viajar para esos días al Congreso Americano de Hematología. Tengo que decir que tomamos todas las medidas necesarias para correr los menores riesgos en esta situación y tuve la ayuda de maravillosas personas que hoy en conservan el título de amigos en mi vida.

Inicié la fase final de radioterapia de campo comprometido, lo cual inició con un proceso de simulación y con la confección de una máscara cuyo objetivo principal es mantener una posición estable todo el tiempo. Fueron quince días de una terapia que dura menos de diez minutos diarios. En realidad, toleré muy bien este tratamiento gracias al trabajo maravilloso de mis colegas de oncología radioterápica y de los físicos que trabajan con ellos. Al finalizar cada sesión, se escuchaba un sonido agudo que anunciaba el final de esta. Cuando entré a la última sesión, de manera inesperada mi corazón comenzó a latir más fuerte, me secuestraron unas ganas enormes de salir corriendo, la respiración se hizo más fuerte. El final del tratamiento había llegado y, con lágrimas, pensé: «Ya todo terminó, este es el final». Quien me había acompañado a cada una de las sesiones de radioterapia se acercó desde lo lejos a darme un abrazo que guardaré por siempre en mi memoria.

El regreso al laberinto

Tres meses después de terminar la radioterapia y después de un periodo de ansiedad significativo, se confirmó con la PET CT y el resto de los estudios que el linfoma había desaparecido por completo. Teniendo en cuenta lo que ha sucedido hasta el día de hoy, ya estaba curado. Había vuelto al trabajo de manera completa, había iniciado un programa bastante exhaustivo de actividad física, continué con los buenos hábitos que había adquirido durante el proceso de mi tratamiento, no faltaba en las mañanas el batido de té verde, la mejoría del sueño con las técnicas que había adoptado y las lecturas sobre el control de la ansiedad. Con mi esposa, decidimos trasladarnos a vivir nuevamente en la ciudad; compramos una casa en un barrio tranquilo de la capital desde donde se mitigaba en gran magnitud el problema del tráfico hacia el trabajo, y un 26 de abril nació Eva. Con ella llegó el regocijo que significaba tener una familia completa, conmigo curado, dos hijos sanos, como lo habíamos planeado con mi esposa; y la posibilidad de construir un destino juntos, sin embargo, lo que parecía ser un futuro tranquilo se convirtió en un tormento para mí desde varios puntos de vista.

Finalmente, gracias a la confianza de la mayoría de las personas de mi equipo, me convertí en el jefe del Servicio de Hemato-oncología un poco después de terminar mi tratamiento.

En esos días tuve varias reuniones con grupos de estudio del país y de toda la región, y me volví muy activo desde el punto de vista académico. Al principio, no tuve consciencia sobre la realidad de lo que pasaba a mi alrededor, hasta el día que, en un evento académico, sucedió algo que marcó mi vida de ahí en adelante.

Una persona con muchos más años de vida profesional que yo me dijo la frase más impasible que jamás haya escuchado en la vida un paciente que hubiera sufrido algún tipo de cáncer.

—Doctor Martínez, ¿usted todavía sigue vivo?

Nunca he sido bueno para identificar ni para responder los agravios de manera rápida, talento que reconozco en otras personas. Pero ese preciso día fue diferente, porque contesté desde el corazón, con rabia y con los ojos levemente humedecidos:

—¡No puedo creer, mi estimado doctor, que usted nunca haya visto curado a un paciente con diagnóstico de linfoma de Hodgkin clásico!

«Que la desilusión no me haga perder la esperanza, que la decepción no me desaliente y que la traición no me haga renunciar a confiar» era la frase que muchas veces me acompañaba en momentos difíciles, y la traje a mi mente en ese preciso momento, mientras lograba salir de ahí a lo mejor queriendo perder la consciencia de haber escuchado ese exabrupto. A veces, la única posibilidad que tienes es ser fuerte. Y cuando esa es la única opción, ineludiblemente te vuelves un poco áspero en la vida. Qué más hubiera querido que el cáncer no apareciera en mi vida nunca, pero apareció y ahora era una realidad que debía enfrentar todos los días. Muchas situaciones se volvieron un martirio de ahí en adelante, aunque hubiese alcanzado la felicidad de la cura».

La verdadera libertad se encuentra en el pensamiento y no en otra parte, por eso Meursault, en el libro de Camus *El extranjero*, no se aburre en la prisión, puesto que cuanto más reflexionaba menos se aburría y más libre era. No obstante, a mí me pasaba lo contrario. No había muros a mi alrededor, pero estaba preso de mis pensamientos y sueños recurrentes sobre el cáncer, sobre la posibilidad de recaída, de haber dañado alguno de mis órganos o de desarrollar otros tipos de cáncer. También era prisionero de pensamientos sobre que situaciones negativas llegaran a mi vida de manera intempestiva cuando todo parecía estar reorientándose. El cáncer lo vuelve a uno fatalista, situación facilitada por el entorno, claramente. A mi parecer, ya había pasado muchas cosas difíciles con apenas treinta y siete años de edad.

Siempre, desde que me desempeñaba como médico general e internista, había sido bastante cordial en la atención de cada uno de mis pacientes, pero estoy seguro de que todo lo que me pasó generó que yo tuviera una empatía única con ellos. Nunca después de esto fui entusiasta de comentar, a quienes atendía, que alguna vez tuve cáncer; sin embargo, reservadamente, ahora era capaz de entender su realidad, saber de qué me estaban hablando con respecto a sus miedos, su emocionalidad, el cambio en la percepción de su vida, las reacciones adversas de la quimioterapia e inclusive la vida de pareja y la sexualidad. Como dice Sartre: «Somos lo que hacemos con lo que hicieron de nosotros». En este caso, decidí que aquellos hechos que había marcado negativamente mi vida hasta esos días los iba a usar para beneficio de quienes las circunstancias hubieran encaminado hasta mi consultorio, y esto mitigaba de alguna manera mi ansiedad. Para mi desgracia, esto no fue suficiente.

La única manera concreta de evitar los pensamientos negativos y fatalistas sobre el cáncer fue sumergirme nuevamente en el trabajo. Creo que los médicos basalmente tenemos un comportamiento algunas veces tóxico con el trabajo, que es difícil de evadir por completo. En mi caso, siempre había existido. No eran infrecuentes, desde mis tempranos años de carrera, las largas y exigentes jornadas de trabajo.

Los esfuerzos por reducir el estrés se fueron desvaneciendo con el tiempo, cuando esta necesidad de evadir los pensamientos negativos fue creciendo. Al no ser suficiente la inmersión sistemática en el trabajo, también la investigación clínica fue objeto de mis ocupaciones diarias y logramos con nuestros equipos publicar una buena serie de documentos científicos en revistas nacionales e internacionales de gran prestigio. Había caído nuevamente en el círculo vicioso de aquello que tanto había querido evitar y de un momento a otro, de manera progresiva, la necesidad de control volvió sin que yo mismo me diera cuenta.

Unos meses más tarde, llegó el SARS COV2 COVID 19 y las cosas en el trabajo se tornaron supremamente complicadas no solo para mí, sino obviamente para todo el mundo. Sería demasiado pretencioso abordar lo sucedido durante la pandemia en estos pocos párrafos, pero sí puedo decir que fue una de las épocas más espinosas para mí en términos profesionales y personales. Además, el padre de mi esposa falleció por tal causa, lo que trajo un gran desconsuelo para nuestra familia.

Sean estas líneas dedicadas a reconocer y aplaudir el trabajo de mis colegas durante tan dificultosos momentos. Además, para perdonar y pedir perdón por todas aquellas situaciones que nos pusieron en conflictos innecesarios en esos angustiosos momentos.

El linfoma se había ido, quizás para siempre, unos años atrás. Sin embargo, como si fuera una enfermedad recurrente o un cáncer incurable, la impaciencia por controlarlo todo había vuelto. Estaba de nuevo en el laberinto de esa ansiedad por tenerlo todo cubierto debajo de la sombra de mis decisiones. Aunado a esto, se potenció la necesidad de seguir escalando peldaños en el conocimiento sin importar los sacrificios que eso significara, incluyendo los que mi propia familia debía hacer para cumplir con mis tercas voluntades.

En medio de las dificultades que el fatal virus había traído a toda la humanidad, recibí la noticia de que había sido aceptado en la Universidad de Toronto para para un *fellowship* (una beca clínica) en mieloma múltiple, una de las patologías a la que más me había dedicado durante los últimos años. Había estado buscando esta oportunidad desde hacía años y había llegado el momento. Tuve que renunciar a varias cosas que había construido en mi vida hasta ese momento. Era el jefe del Servicio de Hemato-oncología del hospital donde trabajaba, era presidente del Comité de Ética y era parte de la junta de un par de asociaciones científicas. En mi mente obstinada, a diario transitaba la idea de estudiar en una de las mejores universidades del mundo. Era algo que realmente me apasionaba, pero sabía iba a ser un gran sacrificio, quizás mayor del que podía soportar.

Unos meses después, viajé a Toronto. Mi llegada no sería tan traumática como lo fue, un mes después, la de mi esposa y mis hijos. Tuve que hacer una cuarentena por cuatro días en un hotel cerca del aeropuerto mientras las autoridades comprobaban que yo no estaba contagiado del fatal virus. Luego, me fui a vivir a un hotel que quedaba cerca del hospital, donde la nostalgia se volvía el pan de cada día. La ausencia de mi esposa y de mis hijos me dolía y la comida chatarra era la orden de cada día. Practicaba inglés todo el día para el momento en el que ya tuviera que enfrentarme al mundo en el cual estaba. Mi esposa llegó un mes después con nuestros dos hijos. Su viaje con ocho maletas y dos niños pequeños no fue nada fácil, así como tampoco lo fueron las cuatro horas en el área de migración esperando la confirmación de que todos los documentos estuvieran en regla, esas mismas cuatro horas eternas que tuve que esperar para poder abrazarlos de nuevo.

Me preguntaba a diario si la decisión que habíamos tomado era la correcta. Se trataba de llegar a un país donde éramos extranjeros, no se hablaba el mismo idioma que acostumbrábamos y donde la cultura era supremamente diferente a la nuestra.

La cuarentena aún seguía por esos días en Canadá y no se escuchaba hablar de tantos muertos como estábamos acostumbrados en Colombia.

Afortunadamente, la persona que nos ayudó a buscar el apartamento donde íbamos a vivir era un colombiano; fue una bendición contar con su ayuda. Conseguimos un apartamento grande y cómodo para todos.

North York, Ontario, se convirtió en nuestro hogar por las cuatro estaciones. Nosotros llegamos en verano y todo fue maravilloso. Inicié mi actividad académica en el Princess Margaret Cancer Centre con actividades de consulta externa bajo la supervisión de las personas que eran referentes mundiales en cáncer. Tuve la oportunidad, gracias a ellos, de ser coinvestigador en al menos una docena de ensayos clínicos en donde se aplicaban tratamientos que antes solo podía leer en artículos científicos. Todos los días conocía nueva tecnología, atendía nuevos pacientes; unos amables, otros no tanto al escuchar mi inglés con acento latino.

Uno de mis objetivos principales era conocer más sobre un tratamiento que, dadas las lecturas que tenía en mi país, sabía iba a revolucionar el tratamiento del cáncer. Se trata de usar las células inmunológicas del propio paciente, llamadas linfocitos T, para modificarlas genéticamente y hacer una quimera en su receptor para que pueda atacar el cáncer de una forma más dirigida. Se llaman células CAR T (células con receptores antigénicos quiméricos). Pude ver muchos pacientes alcanzar una nueva respuesta después de estar sometidos a este tratamiento, algo que en el pasado era imposible. Anhelaba llevar ese conocimiento y tecnología a mi país, sabía que muchos pacientes que tenían esa oportunidad en Canadá no la tenían en Colombia.

Mi hijo Juan David entró a estudiar en un colegio católico y mi hija pequeña, Eva, entró a un centro de cuidado diario (*daycare*). La adaptación fue bastante buena. Juan David al principio no podía comunicarse muy bien con sus compañeros, en inglés, pero no pasaron más de tres meses para que lo hiciera y consiguiera muchos amigos. Eva tenía compañeros provenientes de muchas partes del mundo, con quienes hizo una muy buena amistad durante todo ese año. Mi esposa era quien nos cuidaba y se encargaba de la operatividad en la casa, y también entró a estudiar inglés donde conoció gente maravillosa, con quienes hicimos muy buena amistad.

Llegó el invierno y las cosas se tornaron un poco complicadas. Ese preciso año, Canadá enfrentó una de las peores tormentas de nieve de la historia; no se había presentado una igual desde hacía más de treinta años. Las horas de sol eran muy pocas y el frío era extremo. Es difícil explicar en palabras todos los sacrificios y las dificultades que tuvimos que pasar por aquellos días. Muy a menudo recordábamos con mi esposa nuestra vida feliz en Colombia. Pero aunque fueron días complicados, yo disfrutaba cada instante de estar en el hospital aprendiendo más y más; sin embargo, en los momentos de descanso añoraba volver a mi país y retornar a lo que antes habíamos vivido.

Finalmente, llegó el día en que tuve el diploma en mis manos. Fue imposible no llorar al ver mi nombre plasmado ahí, en un diploma de la Universidad de Toronto. Celebramos en familia, nos tomamos muchas fotos y organizamos nuestro viaje de regreso a Colombia.

Acostumbrado como estaba a tener posiciones de autoridad, pensaba que la llegada a mi país sería agradable y se facilitaría la implementación de todas aquellas extraordinarias cosas que en las latitudes del norte había aprendido. De alguna manera estaba volviendo al laberinto de la necesidad de control y de la necesidad de reconocimiento infructuoso de las demás personas. Para mi poca fortuna, sucedió todo lo contrario. Rumiaba nocivamente todo el tiempo lo triste que significaba el tener que readaptarme luctuosamente al funcionamiento convencional de las cosas y a las felonías de quienes en algún momento habían inspirado en mí emociones fraternales.

Como una gran coincidencia, mientras organizaba mis libros en nuestra nueva casa, tomé uno de aquellos que siempre nos habían acompañado en el pasado. En él se plasmaba la fábula de la víbora perseguida por cazadores que le pidió a un campesino que le salvara la vida.

La historia cuenta que, para ocultarla de sus perseguidores, el campesino se puso en cuclillas y dejó que la serpiente se enrollara en su vientre. Pero cuando el peligro hubo pasado y el campesino pidió a la serpiente que saliera de su refugio, esta se negó a hacerlo; contra el vientre del hombre se sentía abrigada y segura.

Camino a su casa, el hombre vio una garza, se le acercó y le contó en voz baja lo sucedido. La garza le dijo que volviera a ponerse en cuclillas e hiciera fuerza para expulsar a la serpiente. Cuando la víbora asomó la cabeza, la garza la sujetó con fuerza, la extrajo de su refugio y la mató.

Al campesino le preocupaba que el veneno de la serpiente hubiese permanecido en su interior. Entonces la garza le dijo que, para curarse del veneno de una serpiente, había que cocinar y comer seis aves blancas.

—Tú eres un ave blanca —dijo el campesino—. Comenzaré por comerte a ti. —Y cogió la garza, la metió en una bolsa y la llevó a su casa. Colgó la bolsa y le contó a su mujer todo lo sucedido.

—Me sorprende tu actitud —dijo la mujer—. La garza te hace un favor, te libera del mal que llevabas en tu vientre y, de hecho, te salva la vida, y tú la atrapas y hablas de matarla.

De inmediato, la mujer liberó a la garza, que salió volando; pero antes de irse, el ave le arrancó los ojos a la mujer del campesino.

Como moraleja, queda plasmado que cuando ves que el agua corre colina arriba, significa que alguien está devolviendo un favor.

Reflexionaba preocupadamente que algunas de las semillas que había sembrado habrían tenido que germinar, y así mi retorno podría no ser exageradamente espinoso al tener que construir un nuevo y mejor destino. Varios de los proyectos existentes aún tenían grabado mi nombre, empero, a mi juicio, se habían distorsionado los propósitos que otrora se cristalizaban satisfactoriamente teniendo como objetivo la pulcra atención de los pacientes. Pensaba inadvertidamente que se iban apagando las ganas de fomentar nuevas y mejores iniciativas.

Fui de algún modo crítico con algunas de las decisiones que se tomaban y, aunque perdía la tranquilidad por momentos, la calma y las buenas intenciones volvían a ser el cotidiano vivir, lo que denotaba la gallardía y la madurez de uno de los equipos más fuertes en el tratamiento del cáncer hematológico en el país.

Había leído una buena cantidad de libros cuyo autor había padecido cáncer y su experiencia había sido transformadora hacia una vida mejor y más tranquila. Esto había sucedido conmigo en algunos aspectos, pero en otros no.

En mi corta existencia, había tenido una vida llena de acontecimientos bastante agobiantes, para decirlo en términos prácticos, en la que muchos amigos devotos me intentaban animar con la frase (no bíblica, por cierto) «Dios manda sus peores batallas a sus mejores guerreros».

La verdad es que sentía que algo dentro de mí no estaba bien, no encontraba calma. El haber padecido cáncer no había transformado mi vida en un sentido satisfactoriamente positivo, como sucedía con mucha gente, pues seguía teniendo las mismas conductas deletéreas en términos de obsesión por el éxito, el trabajo y el reconocimiento externo. Unos meses después, la vida me mandaría la peor experiencia de vida que puede ocurrirle a un ser humano.

El cáncer mental

Mi madre notó que Juan David, mi hijo mayor, había empezado a tener una despigmentación en algunas de sus pestañas del ojo derecho. Inicialmente, no puse mucha atención a esto hasta que la despigmentación se hizo más evidente y ocurrió de forma acelerada. Inicialmente, le atribuí los cambios a una enfermedad de comportamiento transitorio, tipo pitiriasis versicolor o alguna otra cosa similar. Lo llevamos al dermatólogo pediatra, quien mediante una lámpara de Wood nos confirmó el diagnóstico de vitíligo segmentario. Para ese momento, la despigmentación ya había alcanzado una buena parte de su rostro del lado derecho de su cara.

Es imposible describir con palabras el sentimiento que tuve en ese momento; por supuesto, el llanto se extendió por horas. El desconsuelo fue enorme. Nada se compara con el dolor que tuve en ese momento, ni siquiera el haber sufrido un cáncer, puesto que el ser que me había hecho conocer el amor verdadero siete años atrás padecía algo que lo estaba afectando. Mi pensamiento para ese momento fue que, por sobre todas las circunstancias, iba a llevarlo donde los mejores dermatólogos que existieran, sin importar su localización. Buscaríamos detener y revertir el proceso que sabía claramente iba a afectar su emocionalidad.

El mundo parecía venirse nuevamente encima de nosotros y la angustia crecía día a día. Hicimos todos los exámenes, que confirmaron que no existía ninguna otra condición frecuentemente asociada al vitíligo, lo cual mitigó un poco la angustia.

Nada parecía calmar la zozobra que me generaba aquella situación. Los conflictos en la casa con mi esposa no se hicieron esperar. Yo quería maquillarlo para ocultar aquellas manchas blancas que habían colonizado su rostro y, por el contrario, mi esposa quería evitar que yo lo hiciera.

No encontraba consuelo. El ajetreo y las afugias propias del trabajo entre semana se entremezclaban con los fines de semana en los que el estudio de mi casa era colonizado por vasos llenos de licor y páginas interminables sobre el abordaje terapéutico del vitíligo de las bases de datos científicas. En algunas ocasiones, como dice Edgar Alan Poe, «no bebía con glotonería sino con barbarie, como si estuviera cumpliendo un destino homicida». Las lecturas sobre hematología y la escritura de mis documentos se pusieron en pausa por un buen tiempo.

Producto de tan difíciles tiempos, no tardó en llegar la depresión, el mal más silencioso y letal que puede existir. Mi esposa, con llanto en su cara, me insistía cada día que visitara a un especialista para recibir ayuda.

Yo le contestaba casi siempre que no lo necesitaba. Al haber pasado, en aquellas épocas del cáncer, por el existencialismo, el pensamiento sobre el suicidio era para mí normal, pues creía que un ser humano tenía derecho a preguntarse cada vez que quisiera si la vida merecía la pena ser vivida.

Un día, sentí que había tocado fondo cuando empezaron a aparecer ideas suicidas que se combinaban con la necesidad de seguir viviendo para sacar adelante la familia que había construido.

Accedí a la consulta con un psicólogo que mi esposa había buscado unos meses atrás. Rubén tendría que tolerar a uno de los peores pacientes que quizás haya tenido en la vida. En un inicio y en silencio, pero de manera notoria, yo cuestionaba cada frase que él decía; sin embargo, él no se incomodaba. Era como si ya estuviera acostumbrado a pacientes como yo. La realidad es que esas sesiones propiciaron un descubrimiento maravilloso que me permitió conectar el trabajo que el psicólogo hacía en mí con lo que yo hacía para tratar a los pacientes oncológicos.

Los que tratamos el cáncer sabemos que para controlarlo e incluso acabarlo, lo primero que se tiene que hacer es detallar las particularidades de este en términos biológicos con algo que en los últimos años se ha llamado las características (*hallmarks*). Estas características constituyen un principio para entender las complejidades de la enfermedad del cáncer, que incluyen el sostenimiento del crecimiento de las células tumorales, la evasión de los mecanismos del control tumoral, los mecanismos de resistencia a la muerte celular de las células malignas, la facilitación de la inmortalidad replicativa, la inducción de la angiogénesis (que se generen nuevos vasos sanguíneos que nutran al tumor) y la activación de la invasión a otros tejidos (que conocemos como metástasis), entre otras.

Fueron muchos días y noches de reflexión sobre mi propia vida antes de que una mañana, sentado frente al computador, una imagen mental apareció conectando los dos escenarios: el cáncer *per se* y lo que estaba sucediendo en mi mente. Pensé que lo que me pasaba era como una especie de tumor etéreo mental que debía tener también unas características (*hallmarks*) que hubieran podido determinar el curso que había tomado y que aún estaba tomando mi vida.

Actualmente se estima que existen entre doscientos y trescientos tipos y subtipos de cáncer, y cada uno de ellos tiene un comportamiento clínico diferente. Algunos cánceres son muy agresivos, otros tienen un curso indolente, varios son curables y otros tratables sin que pueda alcanzarse la curación. Pensaba que, en los asuntos de la mente, al menos en mi caso particular, algo similar podría estarme pasando. No sabía en ese momento qué tan grave era mi afección y si solamente estaba propiciada por las adversidades circunstanciales o si existía una condición basal que debía ser tratada de raíz. Múltiples habían sido las situaciones difíciles que desde temprana edad la vida me había traído y perfectamente podría excusarme con que la ansiedad y la depresión eran consecuencias de estas. Ahora estaba viviendo quizás uno de los peores días de mi vida, al ver a mi hijo afectado por esta nueva condición. Jamás me hubiera imaginado que el mismo Juan David, con sus palabras y su personalidad, fuera quien me hiciera ver las cosas con claridad.

Siempre dialogábamos con mi esposa que Juan había heredado su personalidad. Mónica era una mujer decidida, con un alto nivel de inteligencia emocional y social. Siempre ha sido una persona auténtica, sin miedo de decir la verdad, incluso si eso significa ir en contra de la opinión popular; eso me enamoró de ella. Algo que siempre me llamó la atención de ella era que nunca dejaba que la adversidad o el miedo la detuvieran en sus propósitos y no le importaba lo que otros puedan decir o pensar. En lugar de buscar la aprobación ajena, confiaba en su juicio y siempre seguía su propio camino para lograr sus objetivos.

Al principio, yo tenía pánico de salir a la calle y tenerme que enfrentar a las miradas de la gente hacia mi hijo. Mi esposa lo manejaba con más tranquilidad que yo. Un día, un niño se le acercó en mi presencia y le preguntó sobre la mancha en su cara. Yo me quedé petrificado instantáneamente y también inundado de ira por aquella situación que nunca había sucedido. Juan David, con mucha calma, le dijo:

—Sabía que me ibas a preguntar de eso. Mira, esto se llama vitíligo y es una enfermedad donde unas celulitas dejan de producir una sustancia que le da el color en esta parte a mi piel. Mi papá es médico y con otros doctores especialistas en la piel me están curando, esto se va a sanar, ya he mejorado un 80 %.

Acto seguido, el niño le dijo:

—Ah, qué bueno, ¿quieres ir a jugar?

Juan David contestó:

—¡Claro, vamos!

Es imposible describir con palabras el choque emocional que esto me generó. Mi hijo hizo un amigo en segundos en una situación en la que yo hubiera podido provocar un caos monumental.

Juan David hoy en día tiene docenas de amigos, todos lo aman a tal punto de que en muchas ocasiones me ha dicho que no quiere que sus pestañas blancas vuelvan a ser negras porque él siente que es su sello distintivo, además de que algunas de sus compañeritas las aman.

Esos momentos hicieron que comprendiera un poco mejor todo lo que había sucedido con mi vida en el pasado, a una edad no temprana.

Los médicos solemos ser incrédulos cuando se trata de temas que no tienen la suficiente evidencia; es decir, que no hayan sido objeto del método científico y probadas por medio de la experimentación.

No es mi pretensión que este libro ocupe los estantes en las librerías de autoayuda, pues creo firmemente que los procesos que intentan transformar vidas pueden y deben ser sustancialmente diferentes en todas las personas y que muchas veces necesitan ayuda profesional continua, psicológica o psiquiátrica, aunque quizás algunos ejemplares terminen en las manos de algunas personas que hayan tenido que vivir un proceso similar al mío. Tampoco es un documento que pueda ser considerado materia de divulgación científica, pues lo relatado corresponde a un proceso personal que podría eventualmente ser reproducible en algunas personas.

Después de muchos meses de reflexión, pude sustanciar en dos apartados la potencial cura de este mal intangible, este «cáncer mental». La autoconciencia y la subconsciencia.

La autoconciencia

Cuando un paciente con cáncer viene a mi consulta, usualmente llega remitido con una biopsia del tejido enfermo que denota cuál tipo de cáncer de la sangre padece. De manera inmediata, mi mente se pone a trabajar para detallar el mejor plan de tratamiento para ese paciente, sin embargo, antes de tomar una decisión definitiva, la mayoría de las veces es necesario hacer unas pruebas que me permitan personalizar el tratamiento. Esas pruebas tienen que ver con las características propias del paciente en materia del funcionamiento de sus órganos, aquellos que podrían potencialmente verse afectados por el tratamiento, y también las pruebas propias realizadas al espécimen tumoral, lo que llamamos pruebas pronósticas y predictivas. En algunas ocasiones, se necesitan las juntas de tumores para definir un tratamiento. Mi concepción es que con la mente no debe ser diferente, pero sin embargo, a pesar de tener situaciones que están provocando sufrimiento continuo tal cual lo hace el cáncer, no buscamos ayuda profesional.

Cuando tuve el primer encuentro con el psicólogo, realmente estuve escéptico de que pudiera ayudarme. Yo había tenido una vida con eventos bastante difíciles y ahora la situación con mi hijo me había llevado a extremos intolerables de sufrimiento. Sin saberlo, estaba entrando en un túnel que me permitiría llegar a la autoconciencia de quien soy.

Rubén me hizo una serie de pruebas, con las cuales logró dilucidar qué era lo que potencialmente estaba sucediéndome, y me expresó que, de acuerdo con el eneagrama, yo tenía unos rasgos muy similares al eneatipo 3. Realmente, no entendí al principio muy bien de qué se trataba, pero él me explicó que las personas de este eneatipo son aquellas que buscan incansablemente el éxito y el reconocimiento y por eso tienden a ser bastante competitivas. Estas personas usualmente piensan que si no destacan, brillan o sobresalen en algún ámbito, nadie las tendrá en cuenta y que su valía como seres humanos depende de sus triunfos profesionales y del estatus social alcanzado; tienden a obsesionarse con la imagen, el éxito y el reconocimiento; les importa demasiado lo que piense la gente y, de tanto esconderse detrás de una máscara, acaban por olvidarse de quién son verdaderamente. En el proceso, se vuelven muy controladoras y ambiciosas y por eso se entregan con tanta dedicación a sus metas profesionales. Creen que cuantos más triunfos cosechen, más valor y prestigio tendrán como personas.

En este eneatipo hay una herida que es finalmente la sensación de no ser valioso para las personas por lo que auténticamente se es, sino por lo que se tiene o se consigue, por los triunfos.

Mi vida había transcurrido así. Era tan importante tener el control de las cosas que hasta en un sueño visualicé que yo mismo había generado mi propio cáncer y que podía controlarlo todo, hasta que llegó el amargo despertar.

Aunque esto hubiera ocurrido, volvía siempre al laberinto de la obsesión por el trabajo y por el éxito, a la necesidad de controlarlo todo y de subir peldaños que me llevaron inclusive a irme del país por un tiempo y a frustrarme al pensar que, cuando volviera, se iba a extender una alfombra roja para mí, situación que no sucedió.

Todo, hasta esos momentos, había sido vivido como una incomodidad tolerable que no me permitía buscar la ayuda necesaria, hasta que llegó la única situación que hizo que tocara fondo, lo acontecido con mi hijo Juan David. Ahora debía encontrar cómo escapar de esa prisión, pero además debía dilucidar en dónde estaban los candados que tenía que romper o, al menos, encontrar la llave para abrirlos de una manera tranquila. La respuesta estaba en el subconsciente.

La subconsciencia

Como lo he dicho anteriormente, no pretendo que este libro termine en las estanterías de autoayuda ni espero que sea materia de divulgación científica, Sin embargo, tengo la convicción de que lo que plasmaré en las siguientes líneas podría ayudar a alguna persona que se encuentre, aunque sea por accidente, con este ejemplar.

Después de muchas lecturas, de algunas sesiones con Rubén y de incontables momentos de reflexión, ahora estoy plenamente seguro de que es el subconsciente el determinante de todo cuanto pasa en nuestras vidas. Todas aquellas cosas que han alimentado nuestro subconsciente por décadas terminan afectando cada momento, cada decisión, cada acto en una u otra dirección.

Este subconsciente es alimentado desde el momento en el que tenemos consciencia, posiblemente desde antes. El subconsciente se alimenta de los pensamientos que tuvimos y que tenemos a diario.

Normalmente, los pensamientos orientados a situaciones de bien terminan determinando situaciones favorables en nuestras vidas y los pensamientos malos terminan determinando situaciones adversas. Annie Besant, en su libro *Karma*, habla sobre la posibilidad que tenemos todos de poblar nuestras huestes kármicas con ángeles o demonios. No se puede cambiar el pasado, así como no se puede sacar del subconsciente aquellos pensamientos e imágenes mentales que ya han determinado nuestra vida hasta el día de hoy, pero lo que sí se puede hacer en adelante es visualizar el subconsciente como un lugar sagrado al que solo se dejan entrar pensamientos orientados al engrandecimiento de la humanidad y de nuestras propias vidas, no hacia la destrucción o la maldad.

El subconsciente es realmente el que domina lo que llamamos destino y es tan poderoso que puede crear y recrear situaciones que jamás se nos hubieran podido ocurrir en el consciente. Esto ocurre primordialmente cuando estamos soñando. De hecho, la manera en la que orienté este libro fue generada en una de esas noches en que por fortuna tuve un papel y lápiz para no dejar perder la idea.

Uno de los conceptos más interesantes que pude dilucidar del libro de Joseph Murphy sobre el poder de la mente subconsciente fue sobre la plegaria científica.

Nuestra mente consciente está todo el tiempo dejando pasar a la mente subconsciente todo tipo de pensamientos: buenos y malos, ángeles y demonios. La plegaria científica no está determinada para pedirle a un Dios superior o a la naturaleza que suceda algún milagro. Realmente, la posibilidad de que suceda el milagro está en el subconsciente. Yo mismo pude comprobarlo con muchas situaciones que cambiaron cuando empecé a utilizarlo.

En su libro, Joseph Murphy narra uno de los ejemplos más ilustrativos en la materia. Se trata del caso en el que una dama tiene una muy mala relación con una de sus compañeras de trabajo y los pensamientos negativos hacia ella eran el pan de cada día. Ella empezó a utilizar la plegaria científica para hablarle a su subconsciente y modificar los pensamientos que tenía con respecto a su compañera. Estos pensamientos positivos o ángeles empezaron a inactivar a los pensamientos negativos que ya habían poblado el subconsciente y la relación con su compañera de trabajo empezó a mejorar de manera sustancial.

Pude conectar los conceptos de la mente subconsciente con los postulados estoicos y crear mi propia plegaria científica, con la cual le hablo todos los días a mi subconsciente para transformar mi vida y tratar ese cáncer mental que me había dominado durante décadas, del cual no me había dado cuenta y probablemente había determinado varias de las situaciones negativas en mi vida.

Este es un proceso que no se puede lograr de la noche a la mañana, pero como en los aspectos de la fe, va creciendo en la medida en la que vamos creyendo más en él y amando nuestro destino, cualquiera que fuese.

En el pasado, había dejado alimentar mis huestes kármicas con ángeles y demonios al mismo tiempo, pero es la mente consciente la guardiana que no debe permitir que los pensamientos negativos se filtren.

No nos enseñan realmente, desde pequeños, cómo pensar. A veces nos dejan solos en este camino tan difícil que se llama vida y sin querer los pensamientos negativos empiezan a pasar del consciente al subconsciente y se quedan enquistados para siempre.

Existen muchos pensamientos negativos, como los de autocrítica, los de temor, de negatividad generalizada o de pesimismo, pero sin duda alguna los más deletéreos son los pensamientos de comparación y de limitación. Estos nos llevan a compararnos constantemente con los demás y muchas veces generan envidia o sentimientos de inferioridad y nos hacen creer que no somos lo suficientemente buenos, inteligentes o capaces de lograr metas y sueños.

En gran magnitud, nuestro bienestar mental está afectado por haber dejado filtrar este tipo de pensamientos desde nuestro consciente al subconsciente, y, cuando se han alojado ahí, las cosas tienden a tornarse inmodificables a menos que exista también consciencia de esto.

Plutarco decía: «La verdad es que un esfuerzo constante y continuo es irresistible porque es como el tiempo, captura y somete a las más grandes fuerzas de la Tierra»; así que no es imposible volver a repoblar nuestro subconsciente con ángeles dejando dormidos a los demonios que ya se han filtrado desde siempre.

De manera personal, en este proceso de repoblamiento del subconsciente encontré en el estoicismo de Epicteto, Marco Aurelio y Séneca la mejor manera de abordar la vida y de repoblar mi subconsciente con unas enseñanzas maravillosas que realmente han transformado mi vida. Seguramente muchas personas ya tienen estas habilidades de manera natural, como probablemente pase con mi esposa y con Juan David, pero para los que necesitamos una ayuda, aquí están algunos de los postulados del estoicismo que pudieran transformar la forma en la que veamos, de ahora en adelante, la vida:

1. Aceptación de las cosas que no se pueden cambiar

El estoicismo enfatiza la importancia de aceptar las circunstancias y eventos que están más allá de nuestro control. Marco Aurelio, Epicteto y Séneca enseñaron que la vida está llena de eventos impredecibles, y que la única sabiduría real radica en aceptar aquello que no se puede cambiar.

Este principio invita a la práctica del desapego emocional respecto a lo que no se puede controlar, permitiendo así encontrar paz interior incluso en medio de la adversidad. Tengo la noción de que de haber conocido estos postulados antes, muy posiblemente hubiera encontrado mayor tranquilidad en cada uno de aquellos eventos catastróficos que me han ocurrido y que la bola de nieve de sus secuelas pudo haberse detenido. Fue tan grande mi falta de aceptación de aquello que no se podía cambiar, que mi mente recreó en un sueño que yo mismo había generado mi propio cáncer.

2. Control de las propias emociones y actitudes

El estoicismo pone énfasis en el control consciente de las emociones y actitudes. Los estoicos creían que las emociones desenfrenadas, como la ira, el miedo y la tristeza, son el resultado de juicios internos erróneos sobre eventos externos. Por lo tanto, abogaban por cultivar una actitud de calma, sabiduría y equilibrio emocional mediante el control de las propias percepciones y respuestas. ¿Cómo hubiera sido de diferente el desenlace si precipitadamente yo hubiera actuado de forma agresiva cuando el niño le preguntó a Juan David sobre sus pestañas?

Mi hijo lo manejó de una manera estoica cuando, por el contrario, yo estaba manejando la situación en mi mente desde el desenfreno, la ira, el miedo y la tristeza. Unos minutos después, los niños estaban jugando y yo cuestionándome sobre lo sucedido.

3. Desapego de las pasiones y deseos excesivos

El estoicismo aboga por el desapego de las pasiones desmedidas y los deseos excesivos. Los estoicos consideraban que la búsqueda desenfrenada de placeres, la riqueza o el reconocimiento externo conlleva inevitablemente sufrimiento y perturbación emocional.

En cambio, promueven la moderación, el autocontrol y el desapego de los anhelos superficiales para alcanzar una mayor estabilidad emocional y mental. Ahora tengo la plena certeza de que llevar una vida más discreta es mucho mejor. Lejos de buscar desmedidamente los triunfos y el dinero y preservando las amistades verdaderas genuinamente interesadas en el ser y no en el tener, ahora busco la tranquilidad de una vida simple sin perder la pasión por aquello que verdaderamente me mueve emocionalmente en mi carrera y en mi vida personal.

4. Cultivo de la virtud y la excelencia moral

La virtud es un pilar fundamental del estoicismo. Para Marco Aurelio, Epicteto y Séneca, la virtud es la clave para alcanzar la felicidad y la plenitud interior.

Ética, justicia, coraje, moderación y sabiduría son las cualidades virtuosas que deben ser desarrolladas y practicadas de manera constante. El cultivo de la virtud conlleva una vida de autodisciplina, integridad y servicio a los demás.

5. Aprecio por la tranquilidad y la serenidad interior

Los estoicos valoraban la tranquilidad interior y la serenidad como resultado de vivir de acuerdo con los principios de la filosofía estoica. Consideran que la paz mental y emocional se alcanza al abrazar la simplicidad, la aceptación y el desapego de las preocupaciones innecesarias.

La contemplación tranquila y la serenidad se convierten en el refugio del individuo ante las vicisitudes de la vida.

He construido un mundo propio uniendo los mundos del poder de la mente subconsciente con los postulados del estoicismo; de esta manera, cada persona puede construir el suyo propio de acuerdo a sus deseos y anhelos.

Hoy en día, las cosas van muy bien: mi hermana y mi madre están curadas y siguen trabajando en sus negocios a sus cincuenta y seis y setenta y ocho años, las dos felizmente casadas y disfrutando de sus matrimonios; mi hijo Juan David ha tenido 90 % de repigmentación de su rostro y sigue mejorando; vivimos unas vidas felices y mi matrimonio pasa por uno de sus mejores momentos. Yo estoy curado, he vuelto al deporte del tenis, las cosas en mi trabajo van muy bien y la relación con mis compañeros hoy es insuperable. Han llegado nuevas y maravillosas oportunidades a mi vida.

La transformación que necesitaba no llegó cuando tuve cáncer, vino luego de que viviera con mi hijo una de las situaciones más aterradores que un padre puede vivir. Por ahora, todo va muy bien, pero estoy absolutamente preparado porque todo podría cambiar en un pequeño momento.